AF300285

EXAMEN CRITIQUE

DE

L'INCUBATION

APPLIQUÉE A LA THÉRAPEUTIQUE,

Par Edmond BAUDOT,

Docteur en Médecine de la Faculté de Paris,
ancien Élève des Hôpitaux (Interne provisoire).

C'est par l'observation et l'imitation des procédés de la nature que la thérapeutique peut s'élever à la hauteur d'une science exacte.

PARIS.

ADRIEN DELAHAYE, LIBRAIRE,

place de l'École-de-Médecine, 23.

—

1858

Paris. — RIGNOUX, Imprimeur de la Faculté de Médecine, rue Monsieur-le-Prince, 31.

AVANT-PROPOS.

Je m'étais d'abord proposé de répéter les expériences antérieurement faites sur l'application de l'incubation à la thérapeutique, et de faire ainsi de mes propres observations le sujet de ma thèse. Mais, dès mes premiers efforts en ce sens, je compris que, n'ayant aucun titre ni aucun droit à la bienveillance de mes maîtres, les médecins et les chirurgiens des hôpitaux, de qui j'allais solliciter le concours, je ne pouvais réaliser mon projet; tandis qu'en recherchant avec soin tous les travaux déjà faits et toutes les opinions émises sur ce sujet, en les groupant, les discutant, et en en tirant des inductions logiques qui pussent donner un légitime espoir de progrès et d'agrandissement dans les moyens de guérison, je me préparais une voie plus facile. Ces maîtres, en effet, si jaloux des conquêtes de la science et de l'art, si dévoués au soulagement de l'humanité, ne refuseraient point d'utiliser, sous la direction de leurs lumières et de leur expérience, l'activité et la bonne volonté d'un jeune confrère, qui se serait pénétré de tous les éléments d'une importante question, presque délaissée ou méconnue en théorie et en pratique, faute d'une étude assez étendue ou assez approfondie.

Ma thèse est donc aujourd'hui une dernière sollicitation d'élève à mes maîtres.

Si je souhaite ardemment de concourir à l'élucidation de la question de l'incubation dans ses applications possibles à la thérapeutique, je n'ai aucune intention d'en faire un sujet d'applications spéciales. C'est à mes yeux, parmi les influences des divers agents de la nature sur l'organisation animale, une des plus importantes : je commencerai par son étude, voilà tout.

Je ne me fais point illusion sur la portée qu'elle doit avoir. Si l'incubation préside au développement de tous les êtres organisés pour vivre, je ne puis oublier qu'elle doit cesser alors que l'individu développé est capable de vivre par lui-même ; c'est-à-dire quand, par le jeu de ses organes, il est en état d'entretenir en lui la même température que celle qui lui a donné naissance. Toute sa vigueur et toute sa vie se produisent désormais dans son intérieur et par son intérieur.

Ce n'est que quand la production vitale et interne de la chaleur propre à l'animal lui fait défaut, soit dans sa quantité, soit dans son équilibre, que l'incubation peut apporter un utile supplément ou un contre-poids favorable. Ce n'est point une panacée ; c'est une ressource entièrement soumise à la science, à l'inspiration et à la pratique médicales.

Mon point de vue, non plus que celui du premier auteur de la méthode, ne s'étend au delà.

EXAMEN CRITIQUE
DE L'INCUBATION
APPLIQUÉE A LA THÉRAPEUTIQUE.

Depuis les travaux de M. J. Guyot, on appelle *incubation*, en médecine, une *médication* par laquelle on soumet certaines parties du corps à l'action d'une température constante, plus élevée moyennement que celle de l'air ambiant, et à peu près égale à la température propre de l'homme. Je dis une médication et non un mode de pansement, parce que l'incubation s'applique non-seulement comme topique sur les plaies, mais encore comme modificateur général dans certaines maladies, où elle a déjà rendu de grands services, ainsi qu'on le verra par la suite de ce travail.

M. J. Guyot avait admis 36° centigrades comme la température normale de l'homme, et par suite comme le point fixe auquel devait se maintenir le thermomètre dans ses appareils. Aujourd'hui on admet généralement un chiffre un peu plus élevé. «Dans nos climats tempérés, dit M. Gavarret, et dans l'état physiologique, la température de l'homme, prise sous l'aisselle, peut osciller entre 36°,50 et 37°,50.» Mais c'est une différence assez légère pour qu'on y attache peu d'importance thérapeutique. Les thermomètres sont rarement assez exacts pour ne pas présenter entre eux des différences d'un demi-degré, soit en plus, soit en moins ; tous les individus n'ont pas exactement la même température ; les variations, suivant les âges, sont notables. Toutes ces différences sont donc représentées par une moyenne approchée que caractérise sa faculté d'imprimer aux éléments du germe leur activité organogénique, et de maintenir leur puissance assimilatrice jusqu'à ce que l'individu soit formé viable. Cette moyenne, dans l'incubation humaine naturelle, oscille, en effet, entre 36 et 37°, et c'est toujours vers cette approximation que doit tendre l'incubation artificielle appliquée à la thérapeutique.

Ce n'est point empiriquement ni par l'effet du hasard que M. Guyot a été amené à établir sa médication. Profondément versé dans l'étude de la physique générale, élève enthousiaste des Cuvier, des Ampère, des Dumas, il a vu de bonne heure l'enchaînement des lois physiques aux lois physiologiques, et, dans cette voie, les relations intimes de la vie et de la chaleur, déjà signalées par un grand nombre de savants, devinrent l'objet de ses études les plus chères. Frappé de ce privilége étrange réservé à un seul agent physique de présider au développement de toutes les organisations vivantes, il fut conduit à cette hypothèse, que si un certain degré de chaleur était à lui seul capable de développer tout un système d'organes, il devait être puissant aussi à réparer et à guérir ces mêmes organes avariés ou malades. Cette hypothèse appelait le contrôle expérimental ; la théorie devait passer dans la pratique.

Les premières expérimentations de M. Guyot ont dû porter naturellement sur les animaux ; elles furent suivies avec un vif intérêt par M. Magendie, le grand expérimentateur, et à ses yeux comme à ceux de M. Guyot, elles semblèrent confirmer les vues théoriques. En effet, le résultat des observations fut que :

1° La guérison des plaies a toujours été plus rapide dans une atmosphère au-dessus de 30°, sans pansement, que dans une température inférieure, avec ou sans pansement ;

2° Quelques plaies ont guéri dans la température élevée, qui n'ont pas guéri dans la température ambiante;

3° La plupart des plaies ont guéri dans la première sans inflammation ni suppuration, ce qui n'a pas été observé dans la seconde. Je ne puis appeler inflammation, dit M. Guyot, le travail normal de la cicatrisation, qui ne s'opère bien qu'en l'absence de la douleur, de la tumeur, de la rougeur et de la chaleur anormales;

4° Des plaies en pleine suppuration ont cessé de suppurer étant exposées à la chaleur, et sont rentrées dans la condition des plaies fraîches, pour se guérir ensuite comme elles.

Fort de ces résultats, rassuré par les observations de Larrey sur l'influence des climats chauds et des climats froids dans la pratique chirurgicale, vivement encouragé d'ailleurs par M. Magendie, M. Guyot tenta sur l'homme quelques essais qui réussirent pleinement. Dès lors la médication était créée; elle fut appliquée, et l'auteur put formuler hardiment sa théorie en trois propositions fondamentales, qui sont restées comme la source féconde des applications qu'il en a faites, de celles qui depuis ont été tentées, et de celles qui le seront encore. Voici ces trois propositions :

« 1° La cause prochaine et déterminante de la formation de tous les êtres organisés pour vivre est la chaleur.

« 2° Le but principal de l'organisation est la production et l'entretien d'un certain degré de chaleur.

« 3° Toutes les fonctions et tous les phénomènes vitaux sont sous la dépendance de la température propre aux individus. »

Avant d'entrer, à l'égard de ces propositions, dans quelques développements spéculatifs, il importe d'examiner les faits qui ont été produits, et de rechercher s'ils sont contraires ou favorables à la méthode. Cette analyse aura pour moi le double avantage d'asseoir solidement la théorie et de me permettre d'en induire, avec plus de logique, des applications qui n'ont pas encore été tentées et qui me semblent mériter d'être étudiées. Ces expériences paraîtront d'autant plus indiquées que l'emploi de la chaleur d'incubation ressortira comme parfaitement inoffensif.

DISCUSSION DES FAITS.

L'incubation a-t-elle réussi? a-t-elle donné des résultats avantageux?

L'incubation a réussi et a donné des résultats très-avantageux non-seulement dans les mains de son auteur, mais encore dans celles de beaucoup d'autres chirurgiens. Cette opinion est unanimement exprimée dans les meilleurs auteurs. Voici d'abord le *Compendium de chirurgie*, ouvrage des plus haut placés dans l'opinion des écoles, aux yeux desquelles il n'a qu'un tort, celui de ne pas être terminé.

Au tome Ier, page 336, nous lisons : « Lorsque ces faits, en petit nombre il est vrai, mais dont l'issue était favorable, furent connus (1), on vit la plupart des chirurgiens de Paris, et quelques autres chirurgiens français, tels que M. Bonnet, à Lyon, M. Satis, à Vendôme, s'empresser de recourir à l'emploi de la chaleur, en sorte que dans un espace de temps assez court, il fut possible de recueillir un assez grand nombre d'observations. L'événement n'a pas entièrement répondu aux espérances que les premières tentatives avaient fait naître ; mais nous devons faire remarquer que, dans beaucoup de cas, l'expérimentation *a été mal conduite*, soit que la température n'ait pas été maintenue au degré convenable, soit que l'on ait cessé trop tôt l'emploi de la chaleur, soit enfin que l'on ait négligé quelques-uns des moyens accessoires nécessaires à la guérison des plaies. Ajoutons que, dans plusieurs circonstances, les cas

---

(1) Il s'agit de ceux contenus dans le premier mémoire à l'Institut.

étaient on ne peut plus *défavorables*, quelques-uns *tout à fait déses-*
pérés.»

MM. A. Bérard et Denonvilliers, après s'être arrêtés un instant sur
le magnifique résultat obtenu dans sept plaies traitées par l'incubation, sans que malgré l'*énorme gravité* de quelques-unes d'entre
elles, il se soit développé aucun de ces accidents locaux ou généraux
que la nature des blessures devait faire redouter, terminent ainsi :

« Quoi qu'il en soit, nous attendrons, pour juger définitivement
le mérite de l'incubation, que M. Guyot ait fait connaître le résultat
des expériences auxquelles il se livre maintenant à l'hôpital Beaujon,
dans le service de M. Robert, et de concert avec cet habile et judi-
cieux chirurgien. Cependant, en raison des résultats avantageux
obtenus par M. Guyot sur des lapins et de ceux qui ont suivi les
premières tentatives sur les plaies de l'homme, nous pensons que
l'incubation offre assez d'intérêt pour que l'attention des chirurgiens
s'y arrête, et nous engageons les professeurs de clinique à soumettre
de nouveau les personnes affectées de blessures graves, ou qui ont
subi une opération, à l'action du calorique administré à l'aide d'un
appareil semblable à ceux qu'a imaginés M. Guyot. »

Qu'il me soit permis de placer ici un mot d'explication : M. Guyot
n'a point publié le résultat des expériences faites à Beaujon, en
commun avec M. Robert, ainsi que de plusieurs autres qui lui sont
propres, par suite d'un affaiblissement de sa santé, qui l'obligea à
sortir de l'atmosphère de Paris, pour aller demander aux champs et
à l'agriculture un air et des occupations plus en rapport avec les
besoins de son organisation. Loin d'avoir abandonné l'enfant de ses
œuvres comme indigne de vivre, M. Guyot n'a pas cessé de le considérer comme appelé à rendre de grands services à l'humanité,
seule récompense qu'il ambitionne : je le dis en connaissance de
cause.

Mais le silence de M. Guyot eût-il été volontaire et intentionnel,
qu'il serait impuissant à rien prouver contre sa méthode. En effet,

les premiers résultats publiés par lui n'ont pas été observés à huis clos : des hommes illustres présidaient aux expérimentations; on ne peut en révoquer en doute l'authenticité. Des faits constants et positifs ne peuvent être annulés ni par le silence, ni même par des faits négatifs dont l'insuccès peut tenir à des causes extérieures, et surtout au *modus faciendi*.

J'ai cité l'opinion du premier volume du *Compendium de chirurgie*. Pour être complétement vrai, je dois ajouter que celle du second est un peu moins favorable. Je lis, en effet, page 521, à propos du traitement des amputations : « L'appareil à chaleur, dit à incubation, de M. J. Guyot, a été employé plus souvent (que les irrigations froides) ; aujourd'hui presque tous les chirurgiens y ont renoncé, non parce qu'ils lui ont reconnu des inconvénients sérieux, mais parce qu'ils ne lui ont pas trouvé les avantages que M. Guyot en avait espérés. Quelques malades ont guéri, après avoir été traités de cette manière, d'autres ont succombé, et la proportion des revers et des succès paraît avoir été la même que pour les amputés traités sans ce moyen : ce n'est pas que nous ayons sur ce point une statistique officielle, mais cette conclusion est celle à laquelle on est conduit par le silence des observations sur ce sujet depuis une dizaine d'années. »

M. Guyot n'était plus là pour soutenir son idée et en faciliter l'application, qui, sans offrir de difficultés, demande cependant des soins auxquels on n'était pas accoutumé. Il arriva alors ce qui arrive ordinairement en pareille circonstance : la méthode ne fut pas poussée dans le monde, elle fut délaissée, mais non par tous, fort heureusement. Quoi qu'il en soit, serai-je taxé de témérité en m'efforçant de la remettre à sa place par cette thèse et par mes efforts ultérieurs, lorsque les premiers noms de la chirurgie lui ont reconnu de grands avantages et pas un inconvénient sérieux ? J'en appelle surtout à M. Denonvilliers, qui honore ma thèse de sa présidence.

Non-seulement il a apprécié directement la bonté du procédé, mais il en a fait encore indirectement ressortir la valeur. N'est-il pas écrit dans l'excellent ouvrage que je viens de citer, à l'occasion de l'application du traitement par l'eau froide aux amputations : «Ce moyen pourrait être nuisible dans ces cas d'ablations plus ou moins étendues qui laissent après elles un trouble de tout l'organisme : une diminution même locale de la température, au milieu de ce trouble, ne pourrait qu'augmenter la chance d'accidents graves. » N'est-ce pas là la même logique que celle de l'auteur de l'incubation ? Ce *consensus* d'idées se rencontre encore plus loin, et cela n'a rien d'étonnant. Ainsi le *Compendium de chirurgie*, discutant la question de la réunion immédiate après les amputations, dit encore : « Il est certains climats et certaines conditions hygiéniques sous l'influence desquels la réunion immédiate ne réussit presque jamais; il est permis, en pareille circonstance, sinon de la rejeter absolument pour tous les cas, au moins de l'employer rarement. On remarque, par exemple, une grande différence sous ce rapport entre les pays chauds et les pays froids ou tempérés. Les chirurgiens du midi de la France obtiennent souvent des réunions immédiates, ainsi que l'attestent les écrits de Delpech et de Serre (de Montpellier) ; au contraire, les chirurgiens de Paris en voient rarement. Il est donc tout simple que les premiers emploient toujours le mode de pansement qui rapproche les deux lèvres de la plaie, et que les seconds en soient un peu moins enthousiastes. »

Ne semble-t-il pas que le conseil d'employer l'incubation doive être la conséquence immédiate de ces observations? ou tout au moins quelque chose d'analogue au précepte qu'Ambroise Paré formulait pour les plaies de tête : «Qu'il soit vrai, en hiver, s'il survient plaie de tête, en la pansant et traitant faisons un air chaud par la réverbération de quelque fer échauffé auparavant au feu (car le froid est du tout contraire au cerveau et plaie de tête) : et ainsi ès autres maladies qui demandent air accommodé à leur nature. » C'est que le père de la chirurgie française avait aussi remarqué que «beaucoup d'hommes meurent en hiver, même de petites plaies, qui ne mourroient de plus grandes en été. Et, ajoute-t-il, cela s'accorde bien au dire d'Hippocrate, à savoir : qu'aux parties ulcérées le froid est mordicant : il endurcit le cuir, fait douleur, rend les plaies insuppurables, d'autant qu'il diminue ou éteint la chaleur naturelle qui fait la suppuration, engendre lividités, frissons, fièvres, convulsions, tensions, etc. etc. »

Je crois ne pas m'éloigner de la vérité, en résumant ainsi l'opinion des auteurs du *Compendium de chirurgie* ; 1° en 1845 : l'incubation a bien réussi à M. Guyot et à quelques autres, même dans des cas on ne peut pas plus défavorables. Il est vrai que depuis lors d'autres chirurgiens ont été moins heureux ; mais les premiers résultats restent, et l'incubation mérite qu'on l'expérimente encore. 2° En 1851 : personne n'a reconnu d'inconvénients sérieux à l'incubation appliquée au traitement des amputations ; mais personne n'en parle plus, c'est que probablement ce moyen n'était pas profitable.

Si je me suis autant appesanti sur le *Compendium de chirurgie*, c'est que c'est un ouvrage capital, qu'il fait autorité et avec juste raison, et que je tiens à constater que je ne m'écarte pas des idées professées par ses illustres auteurs.

C'est avec le même sentiment d'orgueil pour mon sujet, que je cite l'opinion de M. le professeur Nélaton : «M. Guyot, le premier, a cherché à démontrer l'influence de la chaleur sur la guérison des plaies... Ce moyen thérapeutique, auquel M. Guyot a donné le nom d'*incubation*, a été ensuite mis en usage par plusieurs chirurgiens des hôpitaux de Paris ; *les résultats en ont été généralement heureux* ; cependant il ne sera possible d'en préciser définitivement la valeur que lorsque son emploi sera devenu plus général» (1). La restriction qui termine est elle-même un encouragement, un appel à l'expérimentation ; elle n'indique d'ailleurs pas autre chose, sinon

---

(1) *Élém. de pathol. chirurg.*, t. I, p. 122.

que l'auteur craint de se laisser convaincre trop vite par « des résultats généralement heureux. »

A ces autorités déjà si imposantes, j'ajouterai le nom de M. Robert, qui, à l'hôpital Beaujon, emploie encore fréquemment l'incubation et s'en trouve bien, comme il le dit lui-même dans un article
dont je vais avoir à parler. Il y a fait, à la vérité, une légère modification en en abaissant le degré, mais c'est toujours le principe
de l'incubation. Or tout fait présumer que M. Robert, si connu
par son talent et sa prudence, ne persisterait pas à se servir d'un
moyen sans valeur réelle.

Je vais maintenant demander aux faits particuliers si, mise en
pratique, cette méthode a donné les heureux effets qu'on était en
droit d'en attendre. Chemin faisant, se présenteront d'autres autorités très-recommandables, que je n'ai pas citées d'abord, parce que
leurs jugements, s'appliquant à des cas spéciaux, ne pouvaient pas
rentrer dans les appréciations générales.

C'est ici le lieu de préciser une question grave : il faut savoir ce
que M. Guyot prétend obtenir de l'incubation, afin de ne pas exiger
de ce moyen autre chose que ce que son auteur en attend lui-
même. Pour cela je n'ai qu'à rappeler simplement les principales
des conclusions si sages et si modérées par lesquelles se termine le
Traité de l'incubation, en faisant remarquer cependant que je ne
m'astreindrai pas toujours à l'ordre suivi par l'auteur.

EFFETS DE L'INCUBATION.

L'incubation a une action *locale* et une action *générale*.

Action locale. — 1° L'incubation supprime la *douleur*, après un
temps très-court de son application.

2° Elle fait disparaître la *rougeur*, que celle-ci soit inflammatoire
ou passive, et elle ne la produit jamais là où elle n'existe pas.

3

3° Elle diminue constamment et le plus souvent fait disparaître la *tuméfaction*, soit active, soit passive, des parties malades. « Il importe néanmoins de faire ici une remarque, dit M. Guyot : si une tumeur inflammatoire aiguë n'est plus susceptible de résolution parce que la suppuration est formée, l'incubation joue le rôle de résolutif pour toutes les parties environnant le foyer, et celui de maturatif pour le foyer lui-même. »

4° Aussitôt qu'une plaie est placée dans la chaleur d'incubation, elle prend un aspect vermeil, une apparence de vigueur et d'activité, quel que soit son état antérieur de flaccidité et d'inertie.

5° Toutes les fois qu'une plaie en pleine suppuration est soumise à l'influence de la chaleur normale, bien que cette suppuration soit de mauvaise nature, bien qu'elle soit hors de proportion avec l'étendue de la plaie, elle est promptement ramenée aux bonnes conditions dont j'ai parlé plus haut.

6° « Je n'ai point remarqué, dit M. Guyot, qu'il fût possible, dans les plaies humaines, d'assigner un avantage de temps précis pour la cicatrisation. Cet avantage existe incontestablement ; mais c'est sa mesure exacte qu'il me paraît impossible de fixer. Et cela se conçoit : la cicatrisation tient à l'activité organique de chaque individu, et même de chaque tissu ; c'est une opération qui demande un temps variable mais nécessaire, et, si la chaleur de 36° met la plaie dans la meilleure condition pour que l'organisation en opère la cicatrice, l'organisation n'en reste pas moins le principal agent. L'emploi de la chaleur ne peut faire gagner en temps que ce que les pièces d'appareil, le cérat, la charpie, peuvent faire perdre en irritant la plaie : elle y ajoute encore ce que peut faire gagner l'absence de pansements douloureux et dilacérants, répétés tous les jours, ainsi que des alternatives de température auxquelles ils exposent les plaies. Enfin en redonnant aux tissus intérieurs devenus extérieurs la chaleur naturelle qui leur manque, soit par leur position superficielle, soit par l'altération de la circulation capillaire, l'incubation abrége encore d'une certaine quantité le temps de la cicatrisation.

Mais, ce compte fait, il restera encore un temps plus ou moins long, nécessaire à la formation d'une cicatrice.

7° « Quant aux plaies d'amputations, je m'empresse de déclarer que, si elles guérissent mieux par l'incubation que par les autres procédés de pansement, ce qui est incontestable, du moins elles ne guérissent pas autrement ; c'est-à-dire qu'elles se dégorgent, qu'elles suppurent et qu'elles se cicatrisent avec le temps. Les unes se réunissent presque immédiatement, les autres ne se réunissent qu'à la longue. Dans la plupart, le dégorgement séro-sanguinolent est fort abondant, et, chose remarquable, plus il est abondant, plus les chances de succès sont grandes ; dans un petit nombre, il y a peu de suintement. Dans quelques cas, la suppuration louable commence vers le deuxième ou le troisième jour ; dans quelques autres, la plaie reste grisâtre et sans activité pendant sept ou huit jours, ce qui ne l'empêche pas d'arriver à bien. Nous avons observé, sans pouvoir en tirer aucun pronostic fâcheux ou favorable, que la suppuration était parfois odorante, et que parfois elle n'avait aucune odeur. Nous avons vu des plaques brunes se former sur les moignons et les faire ressembler à des jambons, et leur guérison s'est parfaitement opérée. Aucune de ces remarques ne peut autoriser, en aucune circonstance, la suspension de l'incubation ; car cette suspension, dans un moment où la position du malade n'a pas cessé d'être grave, sera toujours funeste. »

Résumé des effets locaux : disparition de la douleur, de la rougeur et presque toujours de la tumeur, sauf le cas d'abcès ; amélioration prompte des conditions des plaies ; cicatrisation plus rapide, mais sans qu'il soit possible de déterminer exactement l'avantage de temps ; guérison plus facile des amputations. Comme on le voit, l'incubation prétend seulement favoriser la bonne terminaison. Mais n'est-ce donc rien ?

Action générale. — 1° L'incubation appliquée aux amputations supprime ou diminue considérablement la fièvre traumatique ; elle rend aux malades le calme et l'appétit et permet de les nourrir sans inconvénient.

2° Si, par suite d'une longue et épuisante maladie locale, le malade se dissout dans les suppurations sanieuses, dans les diarrhées colliquatives, s'il se consume dans la fièvre adynamique, l'incubation relève ses forces, calme le pouls, arrête le dévoiement, modère la suppuration.

3° Si l'organisation d'une femme est en proie à ces mouvements nerveux si tenaces et si douloureux qui caractérisent l'hystérie, la chaleur ramène le calme et la santé.

Voilà ce que, d'après M. Guyot, on est en droit d'attendre de l'incubation. Il est inutile d'ajouter que tous ces résultats ont déjà été obtenus par lui, sous les yeux des plus illustres chirurgiensde Paris, dont quelques-uns n'acceptaient qu'avec prévention le nouveau moyen; de plus, ils ont été aussi obtenus par d'autres. Je citerai, par exemple, M. Pasquier fils, qui, dans ses salles de l'hôtel des Invalides, entretenait un grand nombre d'appareils incubateurs; M. Robert, à qui l'incubation a rendu des services nombreux et importants; M. Satis, médecin à Vendôme, et un grand nombre d'autres (1).

---

(1) Je citerai encore, sous toutes réserves, en m'appuyant sur l'affirmation de médecins dignes de foi, un fait remarquable qui s'est produit dans un hôpital : dans un service de cet hôpital, douze amputations furent faites en une année et traitées par l'incubation; toutes guérirent. Dans le service voisin, même nombre d'amputations furent faites, dans la même année, mais traitées par les moyens ordinaires; toutes périrent! Évidemment ce résultat n'appartient pas tout entier à l'incubation, mais on ne peut nier qu'elle y ait eu quelque part.

EXAMEN DES APPLICATIONS QUI ONT ÉTÉ FAITES DE L'INCUBATION.

Dans cet examen, je commencerai par les faits étrangers au travail de M. Guyot. Les résultats, obtenus dans des maladies tout à fait différentes de celles qu'il avait soumises à son traitement, mais identiques à ceux qu'il a fournis, n'en prouveront que mieux l'efficacité de l'incubation.

A. *Diphthérite des plaies.* — En 1847, M. Robert a publié, dans le *Bulletin de thérapeutique,* une observation de diphthérite des plaies, traitée par l'incubation. Après avoir établi que cette maladie est une affection purement locale, et qu'elle cède le plus souvent à l'emploi des acides faibles, et notamment du jus de citron, ce chirurgien s'exprime ainsi :

«Il n'est pas très-rare de rencontrer des cas où la maladie, plus grave et réfractaire à l'action de ces moyens simples, réclame l'emploi des acides minéraux concentrés, et même de la cautérisation transcurrente à l'aide du fer rouge. J'ai rencontré dernièrement un de ces cas, et il m'a fourni l'occasion de mettre en usage un moyen dont l'efficacité a dépassé mon attente : c'est l'appareil à incubation de M. J. Guyot, que, depuis huit ans, j'emploie souvent avec succès dans le traitement de diverses lésions chirurgicales.

«Le 16 mars 1847, une jeune femme fut admise à l'hôpital Beaujon, ayant toutes les parties molles de la région palmaire de la main gauche arrachées et détruites par une machine à carder la laine. L'amputation de l'avant-bras fut pratiquée quelques heures après l'accident par la méthode à lambeaux, et n'offrit rien de remarquable. La plaie, dont les surfaces opposées avaient été affrontées avec soin, ne se réunit pas par première intention. Vers la fin du mois de mars, le moignon se tuméfia, les bourgeons charnus devinrent exubérants et comme fongueux; enfin, le 1er avril, quinze jours après l'opération, de petits mamelons transparents et grisâtres apparurent à leur surface, s'étendirent rapidement et formèrent, au bout de quarante-huit heures, une large membrane épaisse et grisâtre couvrant la plaie. Les bords de celle-ci devinrent saillants, durs, œdémateux, et comme ecchymosés en quelques points. L'état général de la malade n'offrait rien à noter, si ce n'est un peu d'inappétence et la couleur jaunâtre de la langue. J'employai d'abord pendant plusieurs jours les pansements avec le suc de citron, mais sans aucun résultat. Une circonstance vint alors frapper mon attention, et me conduire à mettre en usage l'appareil à incubation de M. Guyot. Depuis le commencement de l'hiver dernier, l'ingénieux système de chauffage et de ventilation de M. Duvoir a été essayé dans le pavillon d'hommes blessés, dont je suis chargé à l'hôpital Beaujon. Ce système établit dans les salles une température douce et constamment égale, bien que l'air y soit abondamment renouvelé. Or, dans le cours de cet hiver, je n'ai pas eu l'occasion d'y observer un seul cas de diphthérite; tandis que, dans le pavillon semblable destiné à la chirurgie des femmes, mais dans lequel ce mode de chauffage n'a point encore été employé, il s'en est présenté quelques-uns. Je pensai donc qu'en plaçant le moignon diphthéritique de mon amputée dans un appareil qui, conservant la plaie dans une température égale, la soumît également à une ventilation abondante et continue, je pourrais modifier avantageusement la marche de la maladie. L'appareil à incubation de M. Guyot s'offrit naturellement à moi, comme devant remplir cette double indication. Cet appareil fut appliqué le 11 avril, et le thermomètre maintenu jour et nuit à 28°.....

« Le 13, c'est-à-dire au bout de quarante-huit heures, la fausse membrane qui couvre la plaie semble dure, comme racornie, et s'enlève facilement par larges plaques, laissant au-dessous d'elles des bourgeons plus serrés et plus rouges qu'auparavant.

« Le 14, la malade éprouve quelques douleurs dans le moignon; on enlève complétement la fausse membrane. Les parties dénudées de la veille semblent se recouvrir d'une pellicule diphthéritique mince et beaucoup moins dense que la précédente; les bords de la plaie sont considérablement affaissés et se rapprochent déjà du centre.

« Le 15, il n'y a presque plus de fausse membrane, les bourgeons paraissent vermeils et granuleux; l'étendue de la plaie est notablement diminuée.

« Les jours suivants, les bords affaissés de celle-ci donnent naissance à une petite pellicule cicatricielle.

« Le 22, l'état me paraît tellement satisfaisant, qu'il me semble inutile d'insister davantage sur l'appareil à incubation; le pansement est effectué avec un plumasseau de charpie imbibé de vin aromatique.

« Le 23, la plaie a pris un aspect blafard.

« Le 25, les fausses membranes y apparaissent de nouveau. Je replace le moignon dans l'appareil à incubation.

«Le 27, l'amélioration est notable.

«Le 29, la plaie est vermeille. Je supprime définitivement l'appareil à incubation. Depuis ce moment jusqu'au 8 mai, époque où la malade quitte l'hôpital, la cicatrisation n'a cessé de faire des progrès ; toutefois la guérison n'est complète que vers le 20 du même mois.

«Sans doute, ajoute M. Robert, un fait est insuffisant pour établir une méthode thérapeutique ; mais les circonstances qui accompagnent celui que je viens d'exposer sont d'une nature telle, *qu'elles entraînent la conviction.* Aussi n'hésité-je pas à conseiller l'emploi de ce moyen dans les cas analogues, persuadé que je suis de son efficacité.»

Je ferai remarquer, dans cette observation, que, dès le troisième jour, les bords de la plaie sont *considérablement affaissés,* et se rapprochent déjà du centre ; qu'à peine a-t-on enlevé l'appareil, que la plaie redevient malade, et que la chaleur opère de nouveau et pour toujours la guérison de la complication. Il est impossible de rien voir de plus concluant, et cependant la température avait été maintenue à 28° seulement. Il est permis de penser que, si elle eût été portée à 35 ou 36°, comme le veut la théorie, la guérison eût été plus rapide encore.

Pourriture d'hôpital. — Cette conjecture est pleinement justifiée par la lecture du mémoire de M. Debrou sur le traitement, par l'incubation, de la pourriture d'hôpital, dont la diphthérite des plaies n'est qu'un degré, d'après M. Robert lui-même. En même temps que ce dernier appliquait la chaleur au traitement de la diphthérite des plaies à Beaujon, M. Debrou s'en servait pour guérir la pourriture d'hôpital à l'hôtel-Dieu d'Orléans, dont il était chirurgien, et qui était envahi par cette fâcheuse complication des plaies, quoique cet établissement fût entièrement neuf et pourvu de tout ce qui peut procurer une salubrité réelle. Tous les moyens mis ordinairement en usage en pareil cas, et le fer chauffé à blanc lui-même, avaient été employés. Frappés soit de l'insuffisance de ces agents, soit de la facilité avec laquelle reparaissait la maladie dans certains cas,

MM. Debrou et Vallet eurent l'idée de placer le membre et l'ulcère malade dans l'appareil caléfacteur de M. Guyot. Ils espéraient de cette pratique deux avantages : d'abord celui de modifier profondément la plaie, ensuite celui de la soustraire, après la modification obtenue, à l'air vicié de la salle, par le maintien plus ou moins prolongé de l'appareil. Nous allons voir que leur attente n'a pas été trompée.

Dans la première observation de ce mémoire, il s'agit d'un jeune homme pâle, grand et maigre, entré à l'hôpital le 3 septembre 1846 pour une plaie qu'il portait, depuis trois mois, au côté externe de la jambe, et qui était alors grande comme une pièce de 2 francs ; le fond en était gris et suppurait peu. Malgré un traitement varié, elle demeura stationnaire et s'agrandit même un peu. Vers la fin du mois de septembre, invasion de la pourriture d'hôpital. Le 3 octobre, cautérisation avec le fer chauffé à blanc. Les jours qui suivirent l'emploi du cautère, et après que les eschares furent tombées, la plaie n'offrit pas un aspect satisfaisant. Les douleurs, qui avaient cessé ou diminué beaucoup chez d'autres malades traités de la même manière, et ainsi que cela arrive ordinairement, étaient encore très-vives dans la plaie, dans ses bords, et même dans un cercle étendu à la partie inférieure de la jambe. L'ulcère, encore élargi, avait un fond gris brunâtre, avec des taches blanches et des lambeaux de tissu sphacelé. La surface en était molle, humide, et rendait une humeur sanieuse, sans aucun mélange de pus ; les bords de la plaie étaient gris, blafards, *boursouflés,* et entourés d'un *cercle rouge.*

La jambe fut placée dans l'appareil caléfacteur de M. Guyot, et la température portée à 34°, 35°, et 36° c. L'usage en fut commencé le 10 octobre, et, sauf une petite interruption dans la première nuit, faute d'alcool, continué jusqu'au 21 octobre. Dès le 11, *diminution de la douleur,* le malade peut *dormir* la nuit suivante, ce qu'il n'avait point fait depuis plusieurs nuits. A la surface de la plaie, couche concrète, brune et noirâtre, formée par les liquides sanieux desséchés. Le 13, sous cette croûte, existent des places recouvertes d'un pus jaune, mais très-clair. Le 15, les *douleurs ont entièrement disparu,* le malade *dort* chaque nuit et *demande des aliments.* La plaie est entièrement recouverte d'une croûte jaune de pus desséché, que l'on enlève chaque jour sans causer de douleur au malade, et qui est reformée au bout de vingt-quatre heures. Il n'y a plus de *cercle rouge* autour des bords ; ceux-ci sont *beaucoup moins gonflés.* On commence à distinguer au fond de la plaie des bourgeons charnus, pâles à la vérité, et peu élevés.

Cette observation, je pense, n'a pas besoin de commentaires.

Dans la seconde, on voit la pourriture envahir, chez un jeune homme, une plaie presque guérie, et la faire passer, en quelques jours, des dimensions d'une pièce de 50 centimes, à une étendue de 5 centimètres en longueur et de 4 centimètres en largeur. Le 21 octobre, on ôte l'appareil au premier malade pour l'appliquer à celui-ci. La température est maintenue au même degré. Le 22 et le 23, les douleurs *avaient entièrement disparu;* il y avait sur toute la surface de la plaie une croûte noirâtre et desséchée, et, au-dessous, une bouillie sanieuse et noirâtre, recouvrant elle-même des excavations assez profondes. Le 25, on trouve par places des points où s'accumule un pus d'assez bon aspect, et qui, le 26, sont plus étendus. Le 27, il y a partout du pus qui se concrète à la surface sous forme d'une croûte jaune. La *sensibilité,* très-vive avant l'application de l'appareil, a *entièrement disparu;* le malade a *repris son sommeil et demande des aliments.* Le 28, on lui ôte l'appareil pour l'appliquer au malade de l'observation qui suit.

Il s'agit ici d'un jeune homme grêle et affaibli par une maladie interne de longue durée, atteint en outre d'une légère inflammation des conjonctives et de deux hydarthroses du genou, déjà anciennes, assez volumineuses, et accompagnées de peu de douleurs. Un vésicatoire avait été appliqué le 10 octobre sur le genou gauche, et, le 17, la plaie offrait une petite ulcération à fond gris et à bords relevés, qui s'agrandit les jours suivants. Le 22, apparition de deux autres petites ulcérations; tout le genou devient très-douloureux, sans rougeur cependant. Le 22, ces ulcérations se sont considérablement agrandies, sont baveuses, et versent une bouillie grisâtre et sanieuse. Le malade a perdu le sommeil et 'appétit; les pansements sont extrêmement douloureux.

Le 28, jour où le genou fut placé dans l'appareil de M. Guyot; les trois ulcérations s'étaient réunies et ne formaient plus qu'une plaie baveuse, irrégulière, de la grandeur de la paume de la main, et recouverte d'une sorte de putrilage ou 'une bouillie formée de débris de tissus sphacélés. Le liquide épanché dans la synoviale avait beaucoup augmenté. Dès le *lendemain,* 29, le malade avait *perdu l'extrême sensibilité* qui se manifestait à chaque pansement et au moindre attouchement de la plaie et même du membre. Il avait *dormi,* ce qui ne lui était pas arrivé depuis cinq jours. La surface ulcérée était recouverte d'une croûte sèche d'un gris foncé et noirâtre par places. Le 31, l'état général est encore plus satisfaisant; le malade, qui ne pouvait prendre du bouillon sans avoir des nausées et même des vomissements, mange deux potages et demande d'autres aliments. L'appareil fut laissé jusqu'au 18 novembre. A cette époque, et déjà auparavant, l'ulcère entier était recouvert de bourgeons charnus, rouges et saillants; la sup-

puration était louable, toute la plaie insensible et les bords aplatis. L'appétit
était complétement revenu et l'état général satisfaisant.

« Cette troisième observation, ajoute M. Debrou, est encore plus
concluante que les deux premières, et nous fûmes d'autant plus sa-
tisfaits d'avoir songé à appliquer l'appareil caléfacteur chez ce pauvre
malade, qu'il y avait deux circonstances qui rendaient difficile, chez
lui, l'usage efficace du cautère actuel : d'abord l'extrême sensibilité
de la plaie, jointe à la pusillanimité du patient, ensuite la situation
de l'ulcère au-dessus d'une membrane synoviale distendue par du
liquide. »

Ce serait répéter inutilement les mêmes particularités que de rap-
porter encore les trois dernières observations du mémoire, dans
lesquelles fut employé l'appareil caléfacteur. M. Debrou ajoute qu'il
l'a appliqué chez 8 ou 10 autres malades, qui tous en éprouvèrent
une amélioration prompte et très-caractérisée.

En résumé, nous voyons là une confirmation manifeste de ce
qu'avait avancé M. Guyot ; partout prompte disparition de la douleur, de la rougeur, de la tuméfaction, partout la plaie revient rapidement à l'état normal, et cela dans une maladie réputée grave,
lorsque les moyens ordinaires et le fer rouge lui-même avaient
échoué.

Aussi M. Debrou n'hésite-t-il pas à placer l'incubation au-dessus
de la cautérisation actuelle dans le traitement de la pourriture
d'hôpital, pour plusieurs raisons. D'abord les plaies sont souvent
anfractueuses, irrégulières, creusées d'ulcérations plus ou moins
profondes et nombreuses, communiquant avec des trajets fistuleux,
et recouvertes d'une sanie molle, épaisse et adhérente, mêlée à des
lambeaux sphacélés ; comment donc porter l'action du feu exactement et profondément sur tous les points de la surface malade ?
Quels que soient le nombre et la forme des cautères que l'on ait à
sa disposition, cela n'est guère possible. Et cependant, si tous les
points envahis par la pourriture ne sont pas atteints par le feu,

l'affection reprendra bientôt le dessus; il faudra alors renouveler la cautérisation sur la même plaie, souvent plusieurs fois. « Or, dit M. Debrou, le renouvellement de la cautérisation rencontre des obstacles dont on est forcé de tenir compte dans la pratique. Presque tous les malades affectés de pourriture sont faibles et très-irritables. Les plaies et leur voisinage sont le siége de douleurs extrêmement vives, qu'augmente le moindre attouchement; et ces pauvres gens, bientôt minés par la fièvre, la douleur et l'insomnie, et effrayés d'avoir accepté avec efforts, une première fois, un remède violent, qui, selon eux, a été employé inutilement, ne peuvent se décider à subir une nouvelle épreuve. Nous en avons vu refuser ainsi chaque jour, avec des larmes et des prières, le nouvel emploi d'un moyen duquel cependant dépendait leur salut. »

D'un autre côté, certaines plaies ne peuvent pas être cautérisées sans un péril extrême. Si la pourriture siége directement sur de gros troncs vasculaires et nerveux, ainsi que cela s'est vu fréquemment au creux du jarret et à la cuisse, ou bien au devant de la capsule articulaire du genou, comme dans l'un des cas que j'ai rapportés, comment donc se décider à porter le fer rouge sur de telles surfaces? Et pourtant le salut du malade dépend de la conduite qu'on va tenir.

Enfin, même dans les cas les plus favorables, la cautérisation n'est pas capable de neutraliser à la fois le mal et les influences qui la produisent, l'entretiennent, et font naître les récidives; car, quand on a guéri la pourriture sur une plaie, les influences épidémiques n'en subsistent pas moins. Or on sait qu'il est à peu près impossible, à moins de circonstances extraordinaires, de les détruire complétement. Comment, en effet, isoler et séparer dans un hôpital tous les individus atteints de pourriture? Quels sont les établissements qui se résoudraient à exécuter les prescriptions formulées par la théorie, c'est-à-dire à laver les murs, à gratter les parquets, à renouveler entièrement les objets de pansement ou de literie, etc. etc., surtout au commencement d'une épidémie, lorsqu'un petit nombre de cas seulement se sont montrés et que l'on espère conjurer le mal par des moyens plus simples et moins dispendieux ?

Voyons maintenant les avantages que présente l'incubation : 1° Elle n'est point douloureuse et n'épouvante nullement les malades, puisque au contraire elle calme leurs douleurs ; 2° on peut l'employer sans crainte dans tous les cas, que la pourriture siége sur des vaisseaux, des nerfs ou sur des synoviales dont la blessure serait dangereuse ; 3° «elle agit en modifiant profondément la surface malade et en la plaçant dans des conditions favorables à un travail de réparation ou au moins d'une bonne suppuration ; » 4° elle ne donne lieu à aucune réaction inflammatoire et permet de supprimer les pansements toujours si douloureux dans l'affection qui nous occupe ; 5° elle prévient les récidives, en isolant complétement la plaie et la soustrayant pour l'avenir aux influences épidémiques qui l'environnent ; 6° par la même raison, elle peut agir comme moyen prophylactique, surtout pour les amputations. À ce propos, M. Debrou ajoute : «Il me paraît rigoureusement indiqué de placer le moignon de l'amputé dans l'appareil caléfacteur, jusqu'à la guérison de la plaie, quand le chirurgien est obligé de laisser l'opéré dans une salle où existent des cas de pourriture. »

Il est vrai que, quant à l'effet curatif, tout en reconnaissant que l'incubation lui semble au moins aussi puissante que le fer rouge, M. Debrou avoue, malgré l'*inclination* où il se trouve pour le premier de ces moyens, qu'il serait nécessaire d'avoir des expériences comparatives que le temps fournira plus tard, pour décider lequel de ces deux agents l'emporte sur l'autre. Mais cette réserve ne fait que donner une valeur plus grande à l'opinion de ce chirurgien ; car elle fait voir quelle prudence il apporte dans ses jugements. Pour peu que l'on réfléchisse aux inconvénients et aux imperfections de la cautérisation comparés aux avantages de l'incubation, il me semble qu'il n'y a pas la moindre hésitation à avoir. En effet, l'une est douloureuse, épouvante les malades et, par conséquent, ajoute à leur abattement ; elle peut ne pas atteindre tout le mal et laisser, comme on dit, le loup dans la bergerie; elle donne lieu à une violente réaction, nécessite des pansements quotidiens très-douloureux, laisse la plaie dans les mêmes conditions qui ont produit une première fois la maladie et qui peuvent la reproduire de nouveau. L'autre jouit de toutes les propriétés précisément contraires : elle supprime la douleur, relève les forces du malade, ramène le calme, le sommeil, l'appétit, atteint toujours toute la maladie, évite les pansements quotidiens, prévient les récidives, et, de plus, peut agir comme agent prophylactique. Je le répète, je ne crois pas qu'en présence de ces considérations l'hésitation soit possible.

On objectera peut-être que l'introduction des anesthésiques en chirurgie a considérablement changé les conditions des opérations, et que, dans le cas qui nous occupe, ils viennent fortement en aide à la cautérisation. A Dieu ne plaise que je révoque en doute l'heureuse influence de ces agents ! En effet, des opérations jusque-là impraticables ont pu prendre rang dans la chirurgie; d'autres, très-douloureuses, sont devenues presque familières, et le chirurgien, qui, quoi qu'on en ait dit, est toujours ému par les souffrances qu'il cause, même dans le but de guérir, peut porter hardiment le fer et le feu dans les chairs : le patient ne sent plus ! Mais le chloroforme n'étend pas son action au delà de l'opération elle-même. Il n'exerce aucune influence ni sur les douleurs consécutives, ni sur la réaction inflammatoire. Mais encore serait-il d'un chirurgien bien prudent d'administrer le chloroforme dans les conditions de vitalité où le malade se trouve placé par la pourriture d'hôpital elle-même? Je le répète, quand même le chloroforme serait exempt de tout inconvénient, il n'en empêcherait pas davantage la réaction inflammatoire ni les douleurs consécutives, ni les récidives. La cautérisation même, aidée des anesthésiques, reste donc, pour toutes ces raisons, complétement au-dessous de l'incubation dans le traitement de la pourriture d'hôpital.

N'aurait-elle que cette seule application, j'ose croire que la médication proposée par M. J. Guyot devrait encore être considérée comme très-bonne et très-utile. Mais, heureusement pour les malades, son efficacité ne se borne pas là. Ce résultat, quoique formellement prévu par M. Guyot, puisqu'il range la pourriture d'hôpital au nombre des affections qui devront être favorablement influencées par la chaleur, ce résultat, dis-je, n'avait même pas été constaté par lui. Telle est la puissance des principes puisés dans l'observation des voies de la nature, que ce médecin a pu prédire, sans l'avoir expérimenté, le succès de l'incubation dans la pourriture d'hôpital! C'était dans de tout autres affections qu'il l'avait essayée et qu'il en avait obtenu ces effets qui ont fixé l'attention des chirurgiens. Examinons maintenant les faits qu'il a publiés.

Amputations. — Je commencerai par les amputations, parce qu'il me semble que, dans ces opérations toujours si graves, l'incubation est appelée à rendre les plus grands services, et que c'est précisément sur ce point que les chirurgiens sont le moins d'accord, relativement à la méthode.

Dans son *Traité de l'incubation*, M. Guyot rapporte 32 cas d'amputations, sur lesquelles il en retranche d'abord 8 pour des raisons dont je vais, avant tout, rechercher la valeur.

1er *cas.* Amputation de jambe par suite d'écrasement du pied; l'appareil incubateur est enlevé définitivement après douze heures d'application; une hémorrhagie a eu lieu, on attribue cette hémorrhagie à la chaleur. Voilà, en effet, le plus grave reproche que l'on ait fait à la chaleur : c'est de déterminer des hémorrhagies en nappe. Je ne puis, à ce propos, m'empêcher de citer dès maintenant un fait qui s'est présenté il y a peu de temps. Pendant que je préparais cette thèse, M. Robert avait eu l'extrême obligeance de consentir, sur ma demande, à appliquer l'appareil incubateur à une amputation de jambe. Par suite de retards occasionés par diverses circonstances, deux heures s'étaient écoulées avant que l'appareil fût prêt ; à ce moment, une hémorrhagie se déclara et nécessita l'emploi du perchlorure de fer et des soins minutieux. Le projet d'incubation fut abandonné. « Nous devons nous féliciter, me disait M. Robert, à la visite du lendemain, que l'appareil n'ait pas été appliqué ; on l'aurait accusé d'avoir produit l'hémorrhagie. »

Je suis heureux de cette déclaration de M. Robert, car on a prétendu qu'il avait très-souvent observé l'hémorrhagie à la suite des amputations. J'ajoute maintenant, avec M. Guyot, que, sur 32 cas d'amputations rapportés par lui, l'hémorrhagie consécutive au pansement ne s'est présentée que 2 fois, et que, dans ces 2 cas, l'hémorrhagie s'est arrêtée sans effort *et sans suspendre l'action de la chaleur ;* ce qui prouve jusqu'à l'évidence qu'elle n'avait pas été déterminée par la chaleur ; car alors pourquoi se serait-elle arrêtée ? et pourquoi, s'étant arrêtée une fois, ne se serait-elle pas reproduite ? D'ailleurs la chaleur ne favorise-t-elle pas, bien mieux que le froid, la coagulation du sang ? On sait combien il est difficile en hiver d'arrêter le sang des moindres égratignures, tandis qu'en été c'est l'affaire de quelques secondes. C'est un fait bien connu du vulgaire.

Revenant au cas qui a amené cette digression, je pense que personne ne songera à en mettre le résultat, bon ou mauvais, sur le compte d'un moyen qui n'a été employé que douze heures et qui, pour avoir quelque influence sur l'issue de l'opération, exige une application prolongée pendant une ou plusieurs semaines. C'est donc avec juste raison qu'il a été écarté de la statistique.

2e *cas.* Amputation de cuisse pour un *cancer* du jarret ; *diathèse cancéreuse* générale ; le malade est *mourant* au moment de l'opération ; il vit encore six jours sous l'influence de l'incubation ; à l'autopsie, tubercules *cancéreux* dans *tous* les viscères.

Que pouvait faire l'incubation contre cela ? Évidemment il n'est pas possible de compter ce cas pour un insuccès ; il doit être éliminé.

3ᵉ *cas*. Amputation du bras d'une femme ; cette femme mourut deux jours après l'opération, dans des accidents nerveux, dont la cause, bien connue de A. Bérard (tentative de suicide ou d'avortement), était tout à fait étrangère au procédé de pansement. Encore un fait dont l'incubation ne peut être chargée.

4ᵉ *cas*. Amputation du bras ; quinze jours après l'opération, application de l'incubation dans un état désespéré. M. Gerdy, qui fait cette application, déclare lui-même qu'elle est nulle ; je suppose qu'il était mieux placé que personne pour le savoir, et je m'en rapporte à lui. D'ailleurs les circonstances sont là pour donner toute raison à son jugement. On n'a jamais prétendu que l'incubation pût sauver un malade, quand on l'applique quinze jours après l'opération, et lorsque déjà le malade est dans un état désespéré.

5ᵉ *cas*. M. Jobert tire la même conclusion que M. Gerdy d'une application de la chaleur faite dans son service à une amputation de cuisse.

6ᵉ *cas*. Amputation dans l'articulation fémoro-tibiale ; mort le deuxième jour. Ici le malade était dans l'épuisement le plus complet lors de l'opération ; de plus, il y avait une eschare au sacrum. Enfin, malgré l'état où il se trouvait, on se contenta de lui donner du bouillon de poulet, lorsque au contraire, il eût fallu le tonifier, le sustenter. On sait maintenant la funeste influence de la diète sur les opérés, surtout lorsqu'il n'y a pas ou qu'il n'y a plus de fièvre traumatique ; mais à l'époque où M. Guyot observait ce cas (1837), on n'était pas encore complétement revenu de cette pratique, et, à propos de ce malade, M. Guyot ne peut s'empêcher de s'en plaindre amèrement. « C'est, dit-il, un parti pris, une idée fixe aujourd'hui pour un grand nombre de chirurgiens, que la nécessité d'entretenir une débilitation extrême chez les malades opérés : diète absolue, antispasmodiques, saignées, etc., telles sont les ressources que l'on oppose à l'épuisement et à la prostration. On s'autorise de l'accélération du pouls et de la fièvre hectique pour justifier ces moyens délétères, sans vouloir remarquer que l'accélération du pouls, que la fièvre hectique sont caractéristiques de la faiblesse et du besoin, comme l'accélération du pouls et la fièvre inflammatoire caractérisent une exubérance de force. J'ai vu, dans plusieurs cas d'amputation de cuisse, le pouls reprendre sa lenteur normale, après l'ingestion d'un potage et d'un verre d'eau et de vin. Je conçois parfaitement que, quand les douleurs vitales de la plaie réagissent sur l'organisme de façon à ébranler le système nerveux et à troubler vivement le système circulatoire, je conçois, dis-je, que l'estomac ne puisse pas remplir ses fonctions et qu'il soit dangereux de le charger ; mais lorsque vous n'avez aucune douleur à craindre, quel motif peut donc vous porter à épuiser encore une organisation déjà tant épuisée qu'elle va succomber si vous ne la soutenez pas ? »

Dans le cas dont il s'agit, rien en effet ne contre-indiquait un régime plus en rapport avec l'état du malade : l'incubation avait enlevé les douleurs, l'état du moignon était parfait ; le malade était gai, calme, et il digérait bien son bouillon de poulet. Il mourut sans douleurs et sans qu'aucune lésion organique grave pût expliquer la mort. L'incubation peut bien favoriser le travail de réparation ; mais, pour exécuter ce travail, il faut un organisme doué d'une certaine somme de forces, il faut aussi des matériaux : les unes et les autres ne se trouvent que dans l'alimentation. C'est donc encore avec raison que M. Guyot ne veut pas faire entrer ce cas dans sa statistique ; M. Richet lui-même, dans sa thèse, n'a pas songé à lui faire un reproche de cette omission volontaire, et cependant nous verrons plus loin, à propos des ulcères, qu'il l'a blâmé, mais bien à tort, pour une omission du même genre.

7ᵉ cas. Amputation de la jambe pour gangrène du pied ; lambeaux formés par la peau et le tissu cellulaire, déjà frappés de

5

gangrène. Au bout de trois jours, l'appareil incubateur est enlevé ; on lui attribue la gangrène des lambeaux.

Voilà le second des deux reproches graves que l'on a faits à la méthode ; mais celui-ci appartient tout entier à M. Blandin, qui accuse l'incubation de favoriser la gangrène. Il est bon de savoir que la théorie produite à cet égard par ce chirurgien fut imaginée à propos du fait dont il s'agit. Or M. Guyot soutient que, lors de l'opération, les lambeaux étaient déjà frappés de gangrène, ou du moins étaient dans cet état d'asphyxie qui est la gangrène encore sans odeur et sans putréfaction, et qui est caractérisé par la coloration noirâtre des muscles et du tissu cellulaire sous-cutané. Il prouve ce qu'il avance par une citation prise dans la thèse d'un docteur présent à l'opération : « Le tissu cellulaire, dit le Dr Doué, mis à nu par la section des parties molles, était coloré en noir par le sang qu'il contenait dans ses lamelles ; une quantité assez grande s'écoulait en nappe quand il fut incisé ; les muscles avaient une couleur foncée ; plusieurs artères furent liées, et leurs ligatures furent même laborieuses. » M. Guyot était aussi présent à l'opération, et il affirme avoir constaté ce fait, aussi bien que MM. Duméril et Laborie, internes de M. Blandin. Personne n'a donné un démenti à cette assertion, et cependant c'était au moment où l'attention était fortement fixée sur la question.

Il suffit de lire l'observation pour être certain que l'incubation n'a point été la cause de la gangrène : « Le premier jour, aucune douleur, aucun symptôme fébrile ; le lendemain, nuit bonne, état général bon, absence de douleur et de réaction fébrile : bouillon de poulet toujours bien digéré. Le jour suivant, même état général, pas de fièvre ; mais le matin du quatrième jour, après une nuit de bon sommeil et sans que le malade ait éprouvé de symptômes généraux, une forte odeur de gangrène se fait sentir, et on constate la présence d'eschares grises sur le moignon. On accuse alors l'appareil et on l'enlève. » Mais il est de toute évidence que la gangrène était antérieure à l'application de l'appareil. M. Blandin professe alors que l'incubation favorise la gangrène, en *activant* la circulation et en faisant affluer le sang dans un lieu où déjà ce liquide est en trop grande quantité, ce qui est contraire à l'expérience et à la saine physiologie. En effet, nous avons vu la diphthérite des plaies et la pourriture d'hôpital guéries rapidement par l'incubation ; or ce sont là des affections gangréneuses au premier chef. Comment l'incubation pourrait-elle guérir la gangrène, s'il était vrai qu'elle la produisît ? Je rappellerai encore ces deux observations de plaies par écrasement des plus graves, avec engorgements et vastes épanchements sanguins, où cette méthode, loin de déterminer la gangrène, a déterminé au contraire la résorption des épanchements, dissipé l'engorgement, limité les eschares, cicatrisé les plaies, et amené une bonne et prompte guérison. Je citerai l'action de l'incubation sur les bords des ulcères ; certes, si elle devait amener quelque part le triste résultat dont on veut la charger, ce serait bien dans ces circonstances, là où la circulation est si languissante et si entravée. Or écoutons sur ce point M. Richet, qui a accepté la théorie de M. Blandin : « Si l'application de l'incubation, dit-il, a été faite sur un ulcère à bords *calleux, durs, et infiltrés de sérosité*, tout ce cortége de symptômes disparaît avec rapidité, et *c'est chose merveilleuse que de voir se fondre tous ces engorgements inflammatoires et ces indurations.* » Comment donc croire que l'incubation, qui fond merveilleusement les engorgements inflammatoires et les indurations, favorise aussi la stase du sang jusqu'à la gangrène ? Je ferai remarquer enfin que sur les 32 cas d'incubation rapportés par M. Guyot, c'est le seul cas où l'on voie cette complication dont maintenant on sait la cause ; d'ailleurs la physiologie enseigne qu'une chaleur modérée détruit les engorgements des vaisseaux et la stase des liquides, précisément en *activant* la circulation, comme le dit M. Blandin.

Il n'est donc pas possible d'admettre que, dans le 7e cas, la gangrène soit le résultat de l'incubation. Par suite, cette médication doit être exonérée de la responsabilité de l'issue funeste.

8e *cas.* Amputation sus-malléolaire portant cette fois sur des tissus entièrement sains. Mais c'était encore dans le service de M. Blandin, et nous rencontrons les mêmes idées, non que la gangrène se soit manifestée, mais on en témoigna la crainte, quoique sans aucun fondement. En effet, on ôta l'appareil au bout de trois jours, parce que le moignon est un peu douloureux, que le visage, jusque-là abattu, s'est animé; que la plaie est grisâtre, et exhale une odeur qui n'est nullement gangréneuse. Or ces symptômes se sont maintes fois présentés dans d'autres cas, sans que jamais ils aient été suivis de gangrène. Ce cas doit encore être rejeté, en raison du peu de temps d'application de l'appareil. Et puis ici encore le malade était soumis au régime le plus débilitant.

Je crois avoir montré qu'il est juste d'exclure ces 8 cas de la statistique de l'incubation. Restent 24 cas, ainsi répartis : 13 amputations de cuisse, 8 amputations de jambe, 1 d'avant-bras, 1 de gros orteil, 1 d'annulaire.

Sur les 13 amputations de cuisse, 5 opérés sont morts ; mais 2 sont morts guéris de leur amputation. En effet, est-il possible de ne pas considérer comme guérie cette femme dont le moignon fut cicatrisé au bout de quinze jours, sauf un trajet fistuleux, à ce point qu'il n'y existait ni sensibilité, ni engorgement, ni tuméfaction, et qu'on pouvait le saisir et le manier comme on aurait fait d'un membre sain? Cette femme, qui, malgré les plus grands soins de propreté, était constamment plongée dans ses excréments, mourut quarante-cinq jours après l'opération. Dans ce cas, on voit l'incubation guérir le moignon, pendant que le reste de l'organisme se détruisait. De ce qu'elle n'a pas sauvé le dernier, auquel d'ailleurs elle ne s'adressait pas, en a-t-elle moins guéri le premier? On peut donc hardiment compter ce fait au nombre des succès de l'incubation ; c'est même un des plus remarquables.

Le second cas est celui-ci : en seize jours, une amputation de cuisse est guérie sans fièvre, sans douleurs, avec sommeil, appétit, gaieté, sur un malade opéré dans les circonstances pathologiques les plus graves, puisque M. Blandin disait que sur 20 chances il en avait 19 contre lui, portant au sacrum et dans l'intérieur du bassin des désordres tels qu'ils suffisaient à eux seuls pour amener la mort. On enlève l'appareil ; le malade est guéri. L'observation est publiée par M. Laborie, interne distingué de M. Blandin. Mais le malade fait de graves imprudences ; il fumait, buvait beaucoup, et se livrait sans ménagements à la voracité de son appétit. Le moignon redevient douloureux ; au lieu de réappliquer l'appareil, on applique un *cataplasme.* Huit jours après, le malade était mort d'une résorption purulente, et on trouve à l'autopsie une carie du sacrum dont il ne s'était jamais plaint. Dans ce cas, l'incubation avait été au-devant de toutes les prévisions, en guérissant en seize jours une amputation de cuisse, et il ne paraît pas juste de la rendre responsable de ce qui est arrivé ensuite. Je crois donc donner la meilleure interprétation de ce fait, en le considérant comme un cas de guérison d'amputation.

En somme, 10 guérisons sur 13 amputations de cuisse, ou 77 sur 100 ! Ce résultat est bien au-dessus de tout ce qu'on avait obtenu jusqu'alors. En effet, les relevés de M. le professeur Malgaigne établissent que cette opération enlève 62 malades sur 100, en prenant les nombres bruts ; que la série la plus favorable est celle des amputations pour lésions organiques chroniques, et qu'elle donne encore 60 morts sur 100, ou 40 guérisons sur 100. Le nombre des guérisons obtenues par l'incubation est presque double. Ces chiffres parlent bien haut.

Sur les 8 cas d'amputation de la jambe, on trouve 5 guérisons et 3 morts. En comparant ce résultat brut aux relevés de M. Malgaigne, on trouve encore un avantage considérable. Cet auteur donne, en effet, pour la série la plus favorable, celle des amputations pour altérations organiques, 50 morts sur 100. Mais ici encore l'un des cas de morts ne doit vraiment pas figurer sur la liste de l'incubation. Je ne crois pouvoir mieux faire que de citer à ce sujet les propres paroles de M. Guyot : « Sur les 3 morts, dit-il, il en est une qui ne peut être attribuée à l'impuissance de l'incubation, parce que l'opération fut faite de telle manière que, par aucun mode de pansement, il n'était possible d'en obtenir la guérison : tous les élèves et plusieurs médecins présents me conseillaient de ne point soumettre l'opéré à l'incubation, parce que le succès était impossible. Je ne me rendis pas à leurs conseils, par humanité et dans le vague espoir que l'incubation ferait un miracle : elle ne le fit pas. » En retranchant ce cas, ce qui, je crois, n'est que justice, les résultats seront plus vrais et plus beaux. On obtient alors 6 guérisons sur 8, soit 75 sur 100. Même en le laissant on aurait encore 62,5 guérisons sur 100, au lieu de 50 sur 100.

Les autres cas d'amputation, n'étant pas en nombre, ont moins de valeur : c'est une amputation de l'avant-bras gauche suivie d'une prompte guérison (observation communiquée par M. Pasquier fils, chirurgien de l'hôtel des Invalides) ; une amputation du gros orteil, pratiquée par M. Robert, à la suite d'une plaie par écrasement, et suivie de guérison ; c'est une amputation du doigt annulaire pratiquée par M. Pasquier fils, aux Invalides, et présentant ceci de remarquable que l'incubation dissipa promptement une inflammation de la main et du bras qui compliquait ce cas. La cicatrisation fut rapide.

On le voit, pour ce qui concerne les amputations, tout parle en faveur de l'incubation : on obtient un plus grand nombre de guérisons ; on épargne aux malades de cruelles douleurs, une réaction inflammatoire plus ou moins violente, et on peut les nourrir. M. Richet lui-même, qui ne peut pas être compté comme un grand partisan de l'incubation, ne peut s'empêcher de dire : Voilà certes de beaux résultats ! Du reste, j'aurai encore à citer de pareils aveux de sa part. Je dis aveux, parce qu'en effet, l'impression qui résulte de la lecture de sa thèse est peu favorable à l'incubation, dont il cherche d'ailleurs à expliquer les effets par une action différente de celle qu'elle possède en réalité.

Ulcères. — Par ordre d'importance, les solutions de continuité, anciennes ou récentes, viennent après les amputations. Je parlerai d'abord de celles qui sont anciennes, et que généralement on appelle *ulcères*, parce que c'est à ces lésions que M. Guyot a fait les premières applications de sa méthode.

18 malades, atteints d'ulcères, ont été traités par l'incubation ; mais à l'époque de la publication du traité de M. Guyot, il y en avait encore 3 en observation. Il en reste donc 15, sur lesquels il faut encore en retrancher 1, malgré l'opinion contraire de M. Richet. En effet, dans ce cas, la chaleur ne fut appliquée que trente-six heures seulement, parce que le malade s'inquiétait beaucoup de ce qu'on voulait tenter sur lui quelque chose de nouveau. Cependant ce peu de temps a suffi pour changer complétement l'état de la plaie et la marche de son travail. C'est donc doublement à tort que ce cas a été compté au nombre des insuccès.

Les 14 malades qui restent portaient 16 ulcères, et non pas 18, comme on le trouve écrit, mais par erreur, dans la thèse de M. Richet. Sur ces 16 ulcères, 9 ont guéri complétement, et la plupart, par le fait, étaient jugés incurables ; 5 autres plaies furent considérablement améliorées, et réduites de très-grandes dimensions à de très-petites. Dans 2 cas seulement, l'incubation est restée impuissante. M. Richet déclare que ce résultat n'est pas beaucoup en faveur de l'incubation, parce que, dit-il, on guérit très-bien les ulcères par d'autres moyens plus simples et plus faciles à appliquer. Je crois qu'il n'est pas inutile de donner une courte analyse des observations, afin de voir si, en effet, l'incubation s'est montrée inférieure ou seulement égale à des moyens plus simples et plus faciles à appliquer.

Observation 1re. Homme, 77 ans. Ulcère variqueux, enflammé, très-douloureux, *datant de vingt-cinq ans*, traité sans succès depuis *huit mois*. Guérison complète au trente-septième jour. Un an après, la cicatrice était encore parfaitement solide.

Observ. 2. Homme, 71 ans. Deux ulcères variqueux, profonds, calleux, *datant de vingt et un ans*, d'une étendue, l'une de 3 pouces sur 4 (81^{mm} sur 108^{mm}), l'autre de 12 lignes sur 7 (27^{mm} sur 15^{mm}). Au douzième jour, guérison complète du petit ulcère; au trentième, le grand ulcère est réduit à 1 pouce (27^{mm}) de diamètre. L'appareil incubateur est enlevé à cause de l'indocilité du malade. Tous les moyens qu'on employa ensuite pour guérir l'ulcère ne purent ajouter une ligne de plus à la cicatrice.

Observ. 3. Homme, 39 ans. Deux ulcères peu profonds, l'un de 32 lignes sur 8 (72^{mm} sur 18^{mm}), l'autre de 8 lignes sur 10 (18^{mm} sur 22^{mm}), datant de sept à huit mois, traités inutilement depuis quarante jours. Au bout de quarante-huit heures, le petit est cicatrisé, l'autre l'est aux $^5/_6$. L'appareil fut ôté sans le consentement de M. Guyot; mais la cicatrisation fut complète au bout de dix jours.

Observ. 4. Homme, 25 ans. Plaie calleuse, percée de douze à quinze trous fistuleux, pénétrant derrière le tendon d'Achille, résistant à tout traitement depuis huit mois. Au trente-deuxième jour, il ne reste plus que deux orifices fistuleux. L'appareil est enlevé malgré M. Guyot.

Observ. 5. Homme, 71 ans. Ulcère variqueux, datant de six ans, récidivant chaque année. Guérison complète en sept jours. Cinq ans après, la cicatrice est restée solide et l'ulcère n'a plus récidivé en aucun point.

Observ. 6. Homme, 35 à 40 ans. Large ulcère sur une exostose du péroné, datant de huit années, traité depuis trois mois; 3 pouces (81^{mm}) de diamètre. Réduction à 10 lignes sur 5 (22^{mm} sur 11^{mm}). Le progrès s'arrête là.

Observ. 7. Homme, 72 ans. Ulcère de l'aile droite du nez et de la joue, datant de quinze années, traité inutilement par trois opérations; perforation de l'os du nez, extension de l'ulcère. Application intermittente de la chaleur à 36°, six à huit heures chaque jour. Disparition de la douleur ; cicatrisation jusqu'au pourtour de la perforation nasale, qui fut la seule lésion non guérie par la chaleur.

Observ. 8. Femme, 35 ans. Ulcère scrofuleux de 2 pouces 6 lignes sur 2 pouces 4 lignes (67^{mm} sur 63^{mm}). Cicatrisation complète le vingt-deuxième jour. Un an après, aucune apparence de récidive.

Observ. 9. Homme, 33 ans. Ulcération, suite d'eczéma, datant de trois ans. Guérison complète au bout de dix jours. Un an après, aucune apparence de récidive.

Observ. 10. Femme, 48 ans. Ulcère cancroïde du nez et de la joue, datant de plusieurs années, douloureux, enflammé. Diminution par la chaleur ; achèvement par la pâte arsenicale.

Observ. 11. Homme, 35 ans. Ulcère ancien assis sur les os du tarse, ayant résisté à tous les moyens. Aucun résultat après six semaines d'incubation.

Observ. 12. Homme, 50 ans. Ulcère ancien assis sur les os de la jambe, au centre d'un eczéma. La peau est usée et détruite dans presque toute l'étendue de la surface du membre. Amélioration d'abord, puis état stationnaire.

Observ. 13. Homme invalide. Ulcère superficiel sur une jambe infiltrée. Cicatrisation en vingt-quatre heures d'incubation.

Observ. 14. Homme, 60 ans. Ulcère superficiel gangréneux sur une jambe affectée d'éléphantiasis ; 4 pouces de long sur 14 à 15 lignes de large (108^{mm} sur 35^{mm}). Cicatrisation complète au neuvième jour.

J'ai dit que neuf ulcères avaient complétement guéri : on peut s'en convaincre en lisant les observations 1, 2, 3, 5, 8, 9, 13, 14. J'ai dit que cinq s'étaient beaucoup rétrécis, il n'y a qu'à jeter un coup d'œil sur les observations 2, 4, 6, 7, 10. Deux ulcères, ceux des numéros 11 et 12, sont restés stationnaires. On peut voir encore, par ces observations, que l'incubation, en guérissant des ulcères datant de plusieurs années et ayant déjà résisté à des traitements fort longs dirigés par des hommes tels que MM. Roux, Breschet, Gama, etc., ne s'est pas montrée inférieure ni même seulement égale à des moyens plus simples et plus faciles à appliquer.

Quant à ceux dont elle n'a pu achever la guérison, je dirai que tout fait supposer qu'ils étaient entretenus par quelque vice interne. Or l'incubation, surtout appliquée localement, ne peut rien contre cela : on l'a mise en présence d'un ulcère, elle l'a placé dans les conditions les plus favorables à la cicatrisation, elle a fait ce qu'elle devait. A l'organisme ensuite à opérer cette cicatrisation.

Je ne terminerai point ce qui a rapport aux ulcères sans faire remarquer que la plupart des malades guéris ont été revus au bout d'un temps plus ou moins long, et que la guérison s'était parfaitement maintenue. Je signalerai cet ulcère variqueux qui récidivait chaque année et qui, cinq ans après, conservait encore sa cicatrice solide et intacte; cet ulcère de l'aile droite du nez et de la joue que M. Roux traitait inutilement depuis fort longtemps et dont il ne resta plus que la perforation osseuse, lésion, on le comprend de reste, complétement irrémédiable.

Plaies récentes. — Dix plaies furent placées dans l'appareil incubateur. « Sur sept, dit M. Richet, traitées sérieusement par l'incubation, dont six très-compliquées, la guérison a été complète; dans les trois autres cas désespérés, la chaleur modifia d'abord avantageusement; mais les malades succombèrent. » Cette appréciation de M. Richet me dispense de tout commentaire. Je dirai seulement que ces six plaies très-compliquées étaient : une plaie par arrachement comprenant l'aisselle droite, la partie interne du bras et sa partie postérieure; trois plaies suite d'érysipèles phlegmoneux, et deux plaies par écrasement, dont une surtout extrêmement remarquable. Les trois autres, comme le dit avec raison M. Richet, étaient complétement désespérées. Il eût fallu un miracle pour sauver les malades, et l'incubation n'en fait pas (1).

Affections diverses. — Je citerai un érysipèle phlegmoneux dans lequel l'action de l'incubation fut si rapide, que l'intelligence se refuse à la comprendre. J'en citerai un second où le résultat, quoique moins brillant, fut encore très-beau.

Je ne fais que mentionner les tumeurs blanches, parce que la question n'est pas suffisamment étudiée. Toutefois, sur huit cas où l'incubation fut appliquée, il y eut deux guérisons complètes et une améloration marquée dans cinq cas ; dans le huitième, la chaleur fut tout à fait impuissante : la malade était phthisique.

Je termine cette appréciation des faits en disant que, dans un cas d'hystérie, la guérison complète fut obtenue d'une manière presque instantanée par l'application intermittente et quotidienne de la chaleur à 36° ; qu'une péritonite puerpérale caractérisée se dissipa en quarante-huit heures sous l'influence de cette température ; qu'il en fut de même d'un cas de pleurésie ; enfin que des douleurs rhumatismales furent heureusement influencées par le même moyen.

Je crois avoir maintenant suffisamment démontré l'efficacité de l'incubation comme méthode thérapeutique. Que voudrait-on en effet de plus concluant ? J'ai fait voir que dans la diphthérite des plaies, qui n'est qu'un premier degré de la pourriture d'hôpital, elle est supérieure aux moyens ordinaires ; que dans la pourriture d'hôpital elle-même, elle ne peut être comparée qu'au fer rouge, le remède par excellence de cette grave affection ; que, au moins égale à ce moyen héroïque, quant à l'effet curatif, elle est de beaucoup supérieure sous le rapport des avantages qu'elle entraîne et des

---

(1) J'ajoute que la pratique de M. Robert lui a démontré que les solutions de continuité, traitées par l'appareil incubateur, n'étaient jamais atteintes d'érysipèles.

inconvénients dont elle est exempte. J'ai fait voir que, appliquée aux amputations, outre le bien-être, le calme qu'elle procure aux opérés, elle abaisse encore d'une manière considérable le chiffre de la mortalité; que, dans les plaies les plus graves, elle a donné des résultats admirables; que, dans les ulcères, elle a déterminé en quelques jours des guérisons solides et durables de lésions datant de 8, 15 et 25 ans, et ayant résisté à de fort longs traitements dirigés par les hommes les plus habiles. J'ai fait voir qu'elle avait produit les plus heureux effets dans deux érysipèles phlegmoneux, dans une péritonite puerpérale; qu'elle avait eu un succès assez marqué dans plusieurs cas de tumeurs blanches, dans un cas de pleurésie, etc. J'ajoute, sans le moindre doute ni la moindre hésitation, que l'incubation est appelée à rendre encore beaucoup d'autres services à la thérapeutique médicale aussi bien que chirurgicale.

Mais je crois qu'avant de les signaler en prévision, il est bon de présenter la théorie qui a engendré toutes les applications précédentes, théorie que j'adopte entièrement. Les applications présomptives seront mieux placées après les idées générales dont elles procèdent.

THÉORIE DE L'INCUBATION.

Les idées qui suivent ont été complétement développées par M. Guyot; mon rôle se borne donc à celui d'analyste, et ma tâche consiste à être aussi bref et aussi clair que possible.

J'ai dit en commençant que cette théorie reposait sur trois propositions fondamentales, et j'ai simplement énoncé ces propositions.

Je vais maintenant essayer de faire voir qu'elles sont parfaitement justes et vraies.

1ʳᵉ PROPOSITION. — *La cause prochaine et déterminante de la formation de tous les êtres organisés pour vivre est la chaleur.*

En effet, qu'est-ce qu'un œuf (j'entends un œuf fécondé)? Un agrégat organisé pour se développer, sous des conditions déterminées de tout temps, et former un animal semblable à celui dont il procède. Quelles sont ces conditions déterminées de tout temps? C'est d'abord que l'œuf sera soumis, pendant un temps fixé, variable selon les espèces, à une température constante, fixée aussi, et presque la même pour toutes les espèces composant chacune des grandes classes des corps vivants. C'est, en second lieu, que l'œuf sera maintenu, pendant le même temps, dans le milieu qui lui convient. L'une et l'autre de ces deux conditions sont nécessaires, indispensables; mais la première est infiniment plus importante que la seconde. Ne voyons-nous pas, en effet, qu'à moins de circonstances exceptionnelles, un œuf est toujours placé dans le milieu qui lui est indispensable, l'air ou l'eau nécessaires à sa respiration, à sa transpiration et à sa nutrition. Et cependant il y reste sans se développer. Mais qu'on entretienne autour de cet œuf une température constante et déterminée, 40° par exemple, pour l'œuf de la poule, et il va commencer à se transformer de telle sorte qu'au bout de vingt et un jours un poulet en sortira. Il importe peu que cette chaleur provienne d'une poule, d'un four ou d'une lampe; quelle qu'en soit la source, l'effet sera le même. Mais tant que cette température ne sera pas fournie à l'œuf, il restera soumis à toutes les lois qui régissent les corps organisés non vivants, et aucun agent physique, ni la lumière, ni l'électricité, ni la pesanteur, ni le mouvement, ne pourra remplacer ou suppléer la chaleur dans ce rôle vivifiant.

Est-il nécessaire que cette température soit constante jusqu'à l'éclosion? Oui; toutefois l'incubation peut être suspendue pendant une heure ou même deux sur vingt-quatre, sans inconvénient marqué pour l'œuf couvé. Ces intermittences peuvent être de plus en plus longues, à mesure que le moment de l'éclosion approche, qu'on descend plus bas dans l'échelle des êtres vivants, et surtout que l'atmosphère ambiante est plus chaude. Mais si la durée de ces intermittences dépasse certaines limites, celles, par exemple, où il aurait dissipé toute sa chaleur communiquée, le fœtus est frappé de mort, et il devient incapable de reprendre son travail organique.

La chaleur, maintenue pendant un temps déterminé à un degré convenable, peut donc seule déterminer le développement d'un œuf fécondé et sa transformation en un corps vivant. Mais ce que j'ai dit de l'œuf est exactement applicable à tous les germes possibles, germes de plantes, germes de zoophytes, d'insectes, de poissons, de reptiles, de mammifères et d'oiseaux. Donc la chaleur est la cause prochaine et déterminante de la formation de tous les êtres organisés pour vivre.

2ᵉ PROPOSITION. — *Le but principal de l'organisation est la production et l'entretien d'un certain degré de chaleur.*

Cette proposition pourrait, aux yeux de quelques personnes, paraître signifier autre chose que ce qu'elle signifie réellement : il importe d'écarter toute équivoque du sens dans lequel elle doit être prise.

M. Guyot n'a jamais voulu dire, par exemple, que l'homme n'est créé que pour produire et entretenir un certain degré de chaleur. Il dit que la chaleur propre est le principe et la base des affinités et des forces de la vie matérielle ; voilà tout.

On a défini l'homme : une intelligence servie par des organes ; on eût mieux fait de dire un esprit ; la définition eût été plus juste encore. Le but ou la cause finale de cette intelligence ou plutôt de ce principe spirituel ne doit point m'occuper ici. Mais le but ou la cause finale des organes, précisé dans la définition elle-même, est de servir d'instruments à l'intelligence. Or ils ne se forment, ne se nourrissent et ne se maintiennent que par et à un certain degré de température, déterminé d'avance et compris dans des limites très-étroites ; au-dessus et au-dessous, ils cesseraient de pouvoir remplir leurs fonctions. D'un autre côté, il est constant que l'organisme éprouve sans cesse des pertes. Ces pertes doivent donc être réparées ; mais cette réparation, l'expérience l'a constaté, n'est possible que dans certaines limites de température extérieure, et par l'entretien intérieur d'une certaine température. Les actions physiques et chimiques dont se composent les opérations d'assimilation et de désassimilation exigent un degré de chaleur qui est précisément celui du corps et ne pourraient avoir lieu à toute autre température. Il faut donc de toute nécessité que ce degré de chaleur soit *maintenu toujours le même*. Ainsi, pour que l'organisation se forme, il faut la température d'incubation ; pour que cette organisation vive et fonctionne, il faut qu'elle entretienne en elle la même température, et, pour l'entretenir contre les déperditions constantes, il faut qu'elle produise sans cesse une certaine quantité de chaleur ; la fonction essentielle et dominante de l'organisation est précisément cette production ; c'est ce que dit M. Guyot, et ce que je crois démontré par la généralité des faits observés.

3e PROPOSITION. — *Toutes les fonctions et tous les phénomènes vitaux sont sous la dépendance de la température propre aux individus.*

« Cette température, dit M. Guyot, préside à l'exercice de toutes les fonctions, dont on pourrait à l'avance calculer l'énergie dans chaque classe d'animaux, sur la simple connaissance du degré de chaleur qu'ils sont capables de produire ; elle est la source de la contractilité et de tous les mouvements intestins ou volontaires de l'organisme ; elle tient dans une étroite dépendance la digestion, la respiration et la circulation ; enfin la sensibilité plus ou moins vive d'un animal indique toujours un degré plus ou moins élevé dans sa température propre.

« Les systèmes organisés et vivants sont d'autant plus parfaits que leur température propre est plus élevée et plus étendue ; et, réciproquement, à mesure qu'ils jouissent de propriétés vitales plus variées et plus nombreuses, leur température propre est plus prononcée. »

Il suffit, en effet, pour vérifier cette troisième proposition, de jeter un coup d'œil sur la série animale. On verra que les oiseaux, qui possèdent la température propre la plus élevée, vivent plus et plus vite qu'aucune autre espèce vivante, que toutes leurs fonctions sont plus actives que chez les mammifères qui sont de tous les animaux ceux qui s'en rapprochent le plus par leur température. On verra que ces derniers l'emportent de beaucoup sur les reptiles et les poissons par le degré de leur chaleur propre et par l'énergie de leurs fonctions.

Ce qui se passe chez les reptiles et chez les animaux hiberuants à mesure que leur température propre diminue ou augmente prouve jusqu'à l'évidence la vérité de la troisième proposition. Chez ces animaux, en effet, l'abaissement de la température extérieure ralentit graduellement l'exercice de toutes leurs fonctions, tandis que par des influences contraires ces fonctions reprennent peu à peu le plus haut degré d'énergie qu'elles puissent atteindre. La contractilité elle-même n'échappe point à cette loi commune à toutes les fonctions. Chez l'homme, par exemple, les crampes ou contractions involontaires surviennent toujours dans les changements profonds de la température des membres par ligature d'artères, par refroidissement cholérique, par frissons violents, par bains froids prolongés.

Si nous considérons maintenant que, comme individu, l'animal n'a point d'électricité propre, point de lumière propre, que les variations même considérables de ces agents, tout en imprimant certaines modifications à l'organisme, ne sont point inhérentes à la vie dans sa marche normale, nous serons bien forcés de reconnaître que la chaleur vitale est le soutien, le régulateur par excellence de l'organisation, qu'elle tient toutes les fonctions sous sa dépendance, enfin qu'à elle seule elle peut représenter et caractériser par son degré cette résultante si complexe, cette grande unité qu'on appelle la vie. L'électricité, la lumière, la pesanteur et le mouvement, font certainement partie de cette unité, mais comme accident et comme conséquence, et non point comme principe général et dominant.

« C'est donc avec raison que M. Guyot a pu dire : la chaleur est le moteur et le régulateur de l'individu ; elle résulte de l'ensemble des fonctions organiques et elle donne aux organes leur vertu fonctionnelle ; elle est le principe et la conséquence de l'organisation. »

Oui, la chaleur propre est bien le principe de la vie ; rien ne saurait ébranler cette vérité physiologique, pas même la persistance de la chaleur du corps après la mort ; M. Guyot a détruit à l'avance cette objection : « De ce qu'une organisation, dit-il, est instantanément ou peu à peu privée de vie, sans que sa température reçoive aucune atteinte, il ne s'ensuit pas que la température ne soit pas le principe le plus général, le grand ressort de l'existence ; il arrive là ce qui arriverait dans une locomotive dont un piston serait brisé, dont une soupape cesserait de jouer, dont un bouilleur viendrait à crever : les fonctions ne peuvent plus s'accomplir, et pourtant la chaleur, principe de ces mouvements, persiste longtemps encore après la destruction des rapports et de l'harmonie mécaniques.

« Il faut distinguer l'organisation du principe qui l'anime. Le principe n'est rien sans l'organisation, et l'organisation n'est rien sans le principe. Une force ne peut agir et se répandre en actions régulières, dans une machine, qu'à la condition du bon état de chaque partie et de leur réaction réciproque voulue ; mais, quelle que soit la bonne disposition d'une machine, elle ne peut fonctionner sans l'application permanente de son principe moteur. »

Telle est la théorie de M. Guyot, et cette théorie est vraie pour moi, comme elle sera vraie pour tous les observateurs attentifs et impartiaux.

L'observation et l'expérience s'accordent à démontrer qu'aucune

7

perturbation profonde dans la température propre de l'animal ne peut exister sans déterminer un trouble fonctionnel correspondant; et, réciproquement, qu'aucun trouble fonctionnel grave ne peut exister sans perturber profondément, soit en plus, soit en moins, la température propre de l'animal. Les expressions générales de l'équilibre rompu entre l'organisation et son principe régulateur sont les frissons et les fièvres; les expressions locales sont les douleurs, les rougeurs, les engorgements, les tuméfactions, en un mot, les réactions inflammatoires ou la stase des liquides, l'asphyxie, la gangrène et la mort des tissus.

Pour rétablir l'équilibre local ou général entre l'organisme et sa *dominante*, devra-t-on recourir aux températures extrêmes? à l'extrême chaud ou à l'extrême froid? On ne peut nier que la glace et le fer rouge, habilement appliqués, les cautérisations, les moxas, les vésicants, les rubéfiants, les irrigations froides, aient rendu de grands services. Mais à quelles douleurs, à quelles réactions n'exposent-ils pas? A quels dangers ne conduisent-ils pas, si les conditions d'équilibre sont dépassées? N'est-ce pas la répression violente qui expose à la réaction désordonnée? L'homme et ses tissus n'ont reçu la vie ni de la glace ni du fer rouge; ce sont les deux antagonistes les plus puissants du principe vital local et général. Je conçois qu'on oppose la première aux excès de calorification et le second à l'absence d'activité calorifique; mais, si l'incubation, pénétrant doucement les tissus, les ramène, sans danger, sans douleur et sans réaction possible, à l'équilibre fonctionnel et vital, l'incubation l'emportera sur les moyens extrêmes de toute la puissance des lois de la nature sur l'obscurité paradoxale. L'alchimie n'avait-elle pas des faits nombreux et positifs? Qu'est-ce aujourd'hui que cette pratique auprès de la science chimique?

« L'incubation, dit M. Guyot, n'est ni antiphlogistique, ni sédative, ni antispasmodique, etc.; elle est adjuvante et voilà tout. Elle a créé l'organisation par son concours prolongé jusqu'à ce que l'organisation pût se suffire à elle-même; elle vient l'appuyer et la soutenir quand elle est ébranlée : c'est un ami puissant qui nous a tirés du néant et qui nous aide encore quand nous venons à chanceler dans la voie de prospérité où il nous a placés. »

Telle est, en effet, la véritable et la seule explication des phénomènes incubateurs ; telle est aussi la seule manière de comprendre pourquoi ces phénomènes ne se trouvent que dans l'incubation. « Essayez, dit M. Richet, de combattre un phlegmon diffus, une tumeur inflammatoire, par un mode de chaleur autre que celui que procure l'appareil incubateur, et voyez si vous obtiendrez aussi promptement la cessation des phénomènes réactionnels. »

Toutefois, il faut le dire, la puissance incubatrice ayant accompli son rôle aussitôt que l'individu est organisé viable, désormais c'est à l'organisation d'entretenir, par le jeu de ses organes, la même température que celle qui lui a donné naissance. L'animal vivant doit produire sa chaleur et non plus la recevoir de l'extérieur ; l'adulte se trouverait fort mal du milieu calorifique indispensable au fœtus.

Dans la plupart des troubles du principe vital, c'est donc par des moyens intérieurs que souvent l'art médical doit rétablir la température normale. Les aliments, les boissons, les médicaments chauds ou froids, ont pour objet cet entretien ou ce rétablissement.

L'incubation n'apporte donc que sa part de services possibles, services locaux et généraux, à la vérité, mais extérieurs, comme les cataplasmes, les bains, les climats chauds, etc. Cette part, qui demande toute la science et tout le tact du médecin pour être bien comprise et bien faite, est encore une des plus étendues qui soient, reconnues à aucune méthode thérapeutique. Sans prétendre être en état de la délimiter, je vais essayer d'indiquer les conditions générales et spéciales auxquelles elle n'a pas été appliquée et dans lesquelles elle serait théoriquement appelée à guérir ou à favoriser la guérison.

« Aussitôt que les parties profondes et intérieures sont devenues superficielles et extérieures par le fait d'un accident ou d'une opération, elles cessent d'être protégées par leurs enveloppes naturelles, et leur température doit baisser, quels que soient d'ailleurs les corps inconducteurs dont on les entoure. » Cela tient d'abord à ce changement de rapports, ensuite à la destruction ou section des capillaires et des gros vaisseaux, section qui suspend momentanément la nutrition et la circulation.

On comprend donc parfaitement que l'application, dans ces cas, d'une chaleur artificielle égale à celle du corps ait pour résultat de ramener l'ordre et le calme, en supprimant les causes du trouble et du désordre.

Il en sera de même : 1° Toutes les fois que l'affinité organique et la nutrition, loin d'être dans une activité normale, se constituent, au contraire, dans un état au-dessous des besoins de l'organisation, comme il arrive dans les ulcères, les tumeurs blanches, etc.

2° Lorsqu'un foyer d'une température plus élevée que la chaleur propre s'établit au sein de l'organisation et lutte contre son principe, comme il arrive dans les érysipèles simples ou phlegmoneux, les phlegmons, etc.

3° Lorsqu'une opération ou une blessure quelconque auront porté une atteinte plus ou moins directe à la nutrition et à la calorification d'une partie.

Dans toutes ces circonstances, l'incubation agit comme adjuvant, comme maturatif ou comme excitant normal.

Elle doit être appliquée dans les arrêts ou troubles de la circulation des membres avec œdème, douleur, inflammations, etc. ; par exemple, dans tous les cas où les développements variqueux des membres inférieurs se compliquent d'œdème, d'ulcères ou de douleurs. M. Guyot a fait disparaître les inconvénients et désordres, conséquences des varices, en plaçant, la nuit seulement, les deux membres pelviens dans l'appareil incubateur pendant les époques critiques, l'automne et l'hiver surtout.

Dans les fièvres adynamiques, alors que le pouls indique une faiblesse voisine de la mort, les sécrétions lacrymales, salivaires et urinaires, se faisant à peine, et les diarrhées colliquatives achevant d'entraîner les malades, si les deux membres inférieurs sont installés dans l'appareil incubateur, le pouls se relève, les sécrétions reparaissent, et les malades peuvent guérir : M. Guyot a eu deux fois l'occasion de constater ce fait. Dans ce cas, l'incubation ranime le principe vital.

L'incubation devrait être employée dans tous les troubles nerveux et circulatoires appartenant à un état subnormal, dans l'hystérie, la catalepsie, la chorée, dans l'angioleucite, dans les engorgements des mamelles, dans la plupart des affections lymphatiques, dans toutes les affections circonscrites du tissu cellulaire et de la peau : partout où se présentent la rougeur, la chaleur et la tumeur, l'incubation peut être appliquée utilement, de même que partout où la vie s'affaiblit ou disparaît, dans les gangrènes séniles, dans les asphyxies de toute espèce. Mais c'est surtout dans les affections des organes de la génération que l'incubation peut apporter un utile concours. On sait quelle activité et quelle force ces organes acquièrent dans les climats chauds, et à combien de faiblesse, à quels retards, à quelles perturbations, ils sont sujets chez l'homme et surtout chez la femme dans les climats froids. La menstruation sera toujours ramenée à son état normal par l'incubation de l'hypogastre et des deux membres inférieurs. Les femmes et les enfants peuvent tirer un grand secours des procédés incubateurs dans un grand nombre de leurs maladies.

Les idées théoriques les plus positives indiquent que les enfants nés avant terme, et par conséquent soustraits à l'incubation naturelle avant qu'elle ait achevé son effet, devront retirer les plus grands avantages de l'incubation artificielle.

Le milieu naturel de l'incubation est l'atmosphère. C'est par l'intermédiaire de l'air seul que la chaleur de 36° communique à nos organes ses effets bienfaisants. Si M. Langenbeck a cru obtenir les effets de l'incubation par le bain d'eau chaude, il s'est trompé. L'action continue et prolongée de l'eau sur nos tissus et surtout sur des tissus en voie de réparation est tout à fait contraire aux conditions physiologiques et naturelles de ces tissus.

Préceptes généraux.

Je ne m'arrêterai point ici à décrire les appareils incubateurs, dont M. Guyot a donné des dessins et des descriptions plus que suffisantes pour que tout médecin puisse en faire établir qui répondent à tous les besoins ; je me contenterai de dire que rien n'est plus simple et plus facile que leur disposition et l'entretien d'une température uniforme dans leur intérieur ; les malades eux-mêmes se chargent le plus souvent de ce soin.

Leur température doit être maintenue à 36 ou 37° centigrades ; il serait plus nuisible de dépasser ce chiffre que de rester de 2 ou 3 degrés au-dessous.

Cette température doit être constante ; cependant, dans beaucoup d'affections, on pourra la rendre intermittente et ne l'appliquer, par exemple, que pendant la nuit. Des séances de sept à huit heures pendant le jour ont donné souvent de très-bons résultats.

L'incubation n'exclut ni un traitement général approprié aux besoins du malade, ni aucun des moyens accessoires nécessaires à la guérison de l'affection, tels que le nitrate d'argent, les bandelettes, pour les plaies qui, par suite de quelque mauvaise constitution, sont lentes dans leur cicatrisation ; les cataplasmes sont souvent utiles pour faire tomber les croûtes, ou pour aider à la modification de certains ulcères. Les médicaments spécifiques agissent mieux dans la chaleur, loin d'être contre-indiqués.

Elle exige qu'on ne refuse pas d'alimenter les malades lorsqu'ils le demandent avec instance ; elle comporte même la prescription d'une bonne alimentation, surtout pour les opérés.

Il est utile de savoir que, dans les premières heures, l'incubation donne lieu à un peu de malaise, à des nausées, quelquefois même à des vomissements, à un peu de céphalalgie. On ne s'en fera pas un prétexte pour ôter l'appareil, parce que ces symptômes se dissipent promptement.

Telles sont les règles générales qui, fécondées et développées par le raisonnement, l'expérience, et surtout par le tact médical, faciliteront la généralisation de la méthode de l'incubation et feront de cette médication si rationnelle l'une des plus utiles dont dispose la thérapeutique.

CONCLUSIONS.

1° L'incubation repose sur des vues théoriques rationnelles.

2° Elle est conforme aux procédés employés par la nature; elle est hippocratique.

3° La pratique confirme la théorie par de bons effets marqués dans la plupart des affections soumises à l'incubation.

4° L'analogie indique l'incubation comme devant être appliquée heureusement dans beaucoup d'affections autres que celles déjà traitées par elle.

5° Elle est impuissante contre certaines lésions, telles que les brûlures, contre les diathèses cancéreuses, tuberculeuses, les vices dartreux, syphilitique, et autres affections spécifiques.

6° L'incubation a le privilége, comme médication adjuvante ou principale, de joindre à une puissance réelle un caractère d'innocuité absolue.

7° Elle mérite donc, et c'est l'avis de tous les bons auteurs, qu'on l'emploie sérieusement et avec confiance.